TIJD

	begin	einde	duur		begin	einde	duur
1				3			
2				4			

I0711626

LOCATIE

spanning	slaap	cluster	sinus	migraine	nek
☐☐☐☐	☐☐☐☐	☐☐☐☐	☐☐☐☐	☐☐☐☐	☐☐☐☐

ERNST

1	2	3	4	5	6	7	8	9	10

MILD ... ZWAAR

OORZAAK

☐ koffie ☐ slapeloosheid ☐ telefoon ☐ geur/reuk

☐ alcohol ☐ stress ☐ ziekte ☐

☐ medicatie ☐ fel licht ☐ reizen ☐

☐ voedsel ☐ pc/tv scherm ☐ beweging ☐

☐ weer ☐ lezen ☐ opwinding ☐

☐ allergie ☐ lawaai/geluid ☐ pms ☐

HULPMAATREGELEN

medicatie

slaap/rust

beweging

Anders

	begin	einde	duur		begin	einde	duur
1				3			
2				4			

spanning	slaap	cluster	sinus	migraine	nek

1	2	3	4	5	6	7	8	9	10

MILD   ZWAAR

- [ ] koffie
- [ ] alcohol
- [ ] medicatie
- [ ] voedsel
- [ ] weer
- [ ] allergie
- [ ] slapeloosheid
- [ ] stress
- [ ] fel licht
- [ ] pc/tv scherm
- [ ] lezen
- [ ] lawaai/geluid
- [ ] telefoon
- [ ] ziekte
- [ ] reizen
- [ ] beweging
- [ ] opwinding
- [ ] pms
- [ ] geur/reuk
- [ ]
- [ ]
- [ ]
- [ ]
- [ ]

medicatie

slaap/rust

beweging

Anders

	begin	einde	duur		begin	einde	duur
1				3			
2				4			

spanning	slaap	cluster	sinus	migraine	nek

1	2	3	4	5	6	7	8	9	10

MILD   ZWAAR

- [ ] koffie
- [ ] alcohol
- [ ] medicatie
- [ ] voedsel
- [ ] weer
- [ ] allergie
- [ ] slapeloosheid
- [ ] stress
- [ ] fel licht
- [ ] pc/tv scherm
- [ ] lezen
- [ ] lawaai/geluid
- [ ] telefoon
- [ ] ziekte
- [ ] reizen
- [ ] beweging
- [ ] opwinding
- [ ] pms
- [ ] geur/reuk

medicatie

slaap/rust

beweging

Anders

DATUM

TIJD

	begin	einde	duur		begin	einde	duur
1				3			
2				4			

LOCATIE

spanning	slaap	cluster	sinus	migraine	nek

ERNST

1	2	3	4	5	6	7	8	9	10

MILD   ZWAAR

OORZAAK

- [ ] koffie
- [ ] alcohol
- [ ] medicatie
- [ ] voedsel
- [ ] weer
- [ ] allergie
- [ ] slapeloosheid
- [ ] stress
- [ ] fel licht
- [ ] pc/tv scherm
- [ ] lezen
- [ ] lawaai/geluid
- [ ] telefoon
- [ ] ziekte
- [ ] reizen
- [ ] beweging
- [ ] opwinding
- [ ] pms
- [ ] geur/reuk
- [ ]
- [ ]
- [ ]
- [ ]
- [ ]

HULPMAATREGELEN

medicatie

slaap/rust

beweging

Anders

	begin	einde	duur		begin	einde	duur
1				3			
2				4			

spanning	slaap	cluster	sinus	migraine	nek

1	2	3	4	5	6	7	8	9	10

MILD   ZWAAR

- [ ] koffie
- [ ] alcohol
- [ ] medicatie
- [ ] voedsel
- [ ] weer
- [ ] allergie
- [ ] slapeloosheid
- [ ] stress
- [ ] fel licht
- [ ] pc/tv scherm
- [ ] lezen
- [ ] lawaai/geluid
- [ ] telefoon
- [ ] ziekte
- [ ] reizen
- [ ] beweging
- [ ] opwinding
- [ ] pms
- [ ] geur/reuk

medicatie

slaap/rust

beweging

Anders

<table>
<tr><td></td><td>DATUM</td><td></td></tr>
</table>

TIJD

	begin	einde	duur		begin	einde	duur
1				3			
2				4			

LOCATIE

spanning	slaap	cluster	sinus	migraine	nek

ERNST

1	2	3	4	5	6	7	8	9	10

MILD — ZWAAR

OORZAAK

- ☐ koffie
- ☐ alcohol
- ☐ medicatie
- ☐ voedsel
- ☐ weer
- ☐ allergie
- ☐ slapeloosheid
- ☐ stress
- ☐ fel licht
- ☐ pc/tv scherm
- ☐ lezen
- ☐ lawaai/geluid
- ☐ telefoon
- ☐ ziekte
- ☐ reizen
- ☐ beweging
- ☐ opwinding
- ☐ pms
- ☐ geur/reuk
- ☐
- ☐
- ☐
- ☐
- ☐

HULPMAATREGELEN

medicatie

slaap/rust

beweging

Anders

TIJD

	begin	einde	duur			begin	einde	duur
1					3			
2					4			

LOCATIE

spanning	slaap	cluster	sinus	migraine	nek

ERNST

1	2	3	4	5	6	7	8	9	10

MILD   ZWAAR

OORZAAK

☐ koffie	☐ slapeloosheid	☐ telefoon	☐ geur/reuk
☐ alcohol	☐ stress	☐ ziekte	☐
☐ medicatie	☐ fel licht	☐ reizen	☐
☐ voedsel	☐ pc/tv scherm	☐ beweging	☐
☐ weer	☐ lezen	☐ opwinding	☐
☐ allergie	☐ lawaai/geluid	☐ pms	☐

HULPMAATREGELEN

medicatie

slaap/rust

beweging

Anders

TIJD

	begin	einde	duur		begin	einde	duur
1				3			
2				4			

LOCATIE

spanning	slaap	cluster	sinus	migraine	nek

ERNST

1	2	3	4	5	6	7	8	9	10

MILD   ZWAAR

OORZAAK

- [ ] koffie
- [ ] alcohol
- [ ] medicatie
- [ ] voedsel
- [ ] weer
- [ ] allergie

- [ ] slapeloosheid
- [ ] stress
- [ ] fel licht
- [ ] pc/tv scherm
- [ ] lezen
- [ ] lawaai/geluid

- [ ] telefoon
- [ ] ziekte
- [ ] reizen
- [ ] beweging
- [ ] opwinding
- [ ] pms

- [ ] geur/reuk
- [ ]
- [ ]
- [ ]
- [ ]
- [ ]

HULPMAATREGELEN

medicatie

slaap/rust

beweging

Anders

	begin	einde	duur			begin	einde	duur
1					3			
2					4			

spanning	slaap	cluster	sinus	migraine	nek

1	2	3	4	5	6	7	8	9	10

MILD   ZWAAR

- [ ] koffie
- [ ] alcohol
- [ ] medicatie
- [ ] voedsel
- [ ] weer
- [ ] allergie
- [ ] slapeloosheid
- [ ] stress
- [ ] fel licht
- [ ] pc/tv scherm
- [ ] lezen
- [ ] lawaai/geluid
- [ ] telefoon
- [ ] ziekte
- [ ] reizen
- [ ] beweging
- [ ] opwinding
- [ ] pms
- [ ] geur/reuk
- [ ]
- [ ]
- [ ]
- [ ]
- [ ]

medicatie

slaap/rust

beweging

Anders

<table>
<tr><td>DATUM</td><td></td></tr>
</table>

TIJD

	begin	einde	duur		begin	einde	duur
1				3			
2				4			

LOCATIE

spanning	slaap	cluster	sinus	migraine	nek

ERNST

1	2	3	4	5	6	7	8	9	10

MILD　　　　　　　　　　　　　　　　　　　　　ZWAAR

OORZAAK

☐ koffie	☐ slapeloosheid	☐ telefoon	☐ geur/reuk
☐ alcohol	☐ stress	☐ ziekte	☐
☐ medicatie	☐ fel licht	☐ reizen	☐
☐ voedsel	☐ pc/tv scherm	☐ beweging	☐
☐ weer	☐ lezen	☐ opwinding	☐
☐ allergie	☐ lawaai/geluid	☐ pms	☐

HULPMAATREGELEN

medicatie

slaap/rust

beweging

Anders

	begin	einde	duur			begin	einde	duur
1					3			
2					4			

spanning	slaap	cluster	sinus	migraine	nek

1	2	3	4	5	6	7	8	9	10

MILD   ZWAAR

- koffie
- alcohol
- medicatie
- voedsel
- weer
- allergie
- slapeloosheid
- stress
- fel licht
- pc/tv scherm
- lezen
- lawaai/geluid
- telefoon
- ziekte
- reizen
- beweging
- opwinding
- pms
- geur/reuk

medicatie

slaap/rust

beweging

Anders

<table>
<tr><td>DATUM</td><td></td></tr>
</table>

TIJD

	begin	einde	duur		begin	einde	duur
1				3			
2				4			

LOCATIE

spanning	slaap	cluster	sinus	migraine	nek

ERNST

1	2	3	4	5	6	7	8	9	10

MILD   ZWAAR

OORZAAK

- ☐ koffie
- ☐ alcohol
- ☐ medicatie
- ☐ voedsel
- ☐ weer
- ☐ allergie

- ☐ slapeloosheid
- ☐ stress
- ☐ fel licht
- ☐ pc/tv scherm
- ☐ lezen
- ☐ lawaai/geluid

- ☐ telefoon
- ☐ ziekte
- ☐ reizen
- ☐ beweging
- ☐ opwinding
- ☐ pms

- ☐ geur/reuk
- ☐
- ☐
- ☐
- ☐
- ☐

HULPMAATREGELEN

medicatie

slaap/rust

beweging

Anders

	begin	einde	duur		begin	einde	duur
1				3			
2				4			

spanning	slaap	cluster	sinus	migraine	nek

1	2	3	4	5	6	7	8	9	10

MILD   ZWAAR

- [ ] koffie
- [ ] alcohol
- [ ] medicatie
- [ ] voedsel
- [ ] weer
- [ ] allergie
- [ ] slapeloosheid
- [ ] stress
- [ ] fel licht
- [ ] pc/tv scherm
- [ ] lezen
- [ ] lawaai/geluid
- [ ] telefoon
- [ ] ziekte
- [ ] reizen
- [ ] beweging
- [ ] opwinding
- [ ] pms
- [ ] geur/reuk
- [ ]
- [ ]
- [ ]
- [ ]
- [ ]

medicatie

slaap/rust

beweging

Anders

TIJD

	begin	einde	duur		begin	einde	duur
1				3			
2				4			

LOCATIE

spanning	slaap	cluster	sinus	migraine	nek

ERNST

1	2	3	4	5	6	7	8	9	10

MILD   ZWAAR

OORZAAK

- ☐ koffie
- ☐ alcohol
- ☐ medicatie
- ☐ voedsel
- ☐ weer
- ☐ allergie

- ☐ slapeloosheid
- ☐ stress
- ☐ fel licht
- ☐ pc/tv scherm
- ☐ lezen
- ☐ lawaai/geluid

- ☐ telefoon
- ☐ ziekte
- ☐ reizen
- ☐ beweging
- ☐ opwinding
- ☐ pms

- ☐ geur/reuk
- ☐
- ☐
- ☐
- ☐
- ☐

HULPMAATREGELEN

medicatie

slaap/rust

beweging

Anders

	begin	einde	duur		begin	einde	duur
1				3			
2				4			

spanning	slaap	cluster	sinus	migraine	nek

1	2	3	4	5	6	7	8	9	10

MILD ZWAAR

- ☐ koffie
- ☐ alcohol
- ☐ medicatie
- ☐ voedsel
- ☐ weer
- ☐ allergie

- ☐ slapeloosheid
- ☐ stress
- ☐ fel licht
- ☐ pc/tv scherm
- ☐ lezen
- ☐ lawaai/geluid

- ☐ telefoon
- ☐ ziekte
- ☐ reizen
- ☐ beweging
- ☐ opwinding
- ☐ pms

- ☐ geur/reuk
- ☐
- ☐
- ☐
- ☐
- ☐

medicatie

slaap/rust

beweging

Anders

<table>
<tr><td colspan="7" align="center">DATUM</td></tr>
</table>

TIJD

	begin	einde	duur		begin	einde	duur
1				3			
2				4			

LOCATIE

spanning	slaap	cluster	sinus	migraine	nek

ERNST

1	2	3	4	5	6	7	8	9	10

MILD   ZWAAR

OORZAAK

☐ koffie	☐ slapeloosheid	☐ telefoon	☐ geur/reuk
☐ alcohol	☐ stress	☐ ziekte	☐
☐ medicatie	☐ fel licht	☐ reizen	☐
☐ voedsel	☐ pc/tv scherm	☐ beweging	☐
☐ weer	☐ lezen	☐ opwinding	☐
☐ allergie	☐ lawaai/geluid	☐ pms	☐

HULPMAATREGELEN

medicatie

slaap/rust

beweging

Anders

	begin	einde	duur		begin	einde	duur
1				3			
2				4			

spanning	slaap	cluster	sinus	migraine	nek

1	2	3	4	5	6	7	8	9	10

MILD   ZWAAR

- [ ] koffie
- [ ] alcohol
- [ ] medicatie
- [ ] voedsel
- [ ] weer
- [ ] allergie
- [ ] slapeloosheid
- [ ] stress
- [ ] fel licht
- [ ] pc/tv scherm
- [ ] lezen
- [ ] lawaai/geluid
- [ ] telefoon
- [ ] ziekte
- [ ] reizen
- [ ] beweging
- [ ] opwinding
- [ ] pms
- [ ] geur/reuk
- [ ]
- [ ]
- [ ]
- [ ]
- [ ]

medicatie

slaap/rust

beweging

Anders

TIJD

	begin	einde	duur		begin	einde	duur
1				3			
2				4			

LOCATIE

spanning	slaap	cluster	sinus	migraine	nek

ERNST

1	2	3	4	5	6	7	8	9	10

MILD — ZWAAR

OORZAAK

☐ koffie	☐ slapeloosheid	☐ telefoon	☐ geur/reuk
☐ alcohol	☐ stress	☐ ziekte	☐
☐ medicatie	☐ fel licht	☐ reizen	☐
☐ voedsel	☐ pc/tv scherm	☐ beweging	☐
☐ weer	☐ lezen	☐ opwinding	☐
☐ allergie	☐ lawaai/geluid	☐ pms	☐

HULPMAATREGELEN

medicatie

slaap/rust

beweging

Anders

TIJD

	begin	einde	duur		begin	einde	duur
1				3			
2				4			

LOCATIE

spanning	slaap	cluster	sinus	migraine	nek
☐☐☐☐	☐☐☐☐	☐☐☐☐	☐☐☐☐	☐☐☐☐	☐☐☐☐

ERNST

1	2	3	4	5	6	7	8	9	10

MILD   ZWAAR

OORZAAK

- ☐ koffie
- ☐ alcohol
- ☐ medicatie
- ☐ voedsel
- ☐ weer
- ☐ allergie

- ☐ slapeloosheid
- ☐ stress
- ☐ fel licht
- ☐ pc/tv scherm
- ☐ lezen
- ☐ lawaai/geluid

- ☐ telefoon
- ☐ ziekte
- ☐ reizen
- ☐ beweging
- ☐ opwinding
- ☐ pms

- ☐ geur/reuk
- ☐
- ☐
- ☐
- ☐
- ☐

HULPMAATREGELEN

medicatie

slaap/rust

beweging

Anders

TIJD

	begin	einde	duur		begin	einde	duur
1				3			
2				4			

LOCATIE

spanning	slaap	cluster	sinus	migraine	nek

ERNST

1	2	3	4	5	6	7	8	9	10

MILD   ZWAAR

OORZAAK

☐ koffie	☐ slapeloosheid	☐ telefoon	☐ geur/reuk
☐ alcohol	☐ stress	☐ ziekte	☐
☐ medicatie	☐ fel licht	☐ reizen	☐
☐ voedsel	☐ pc/tv scherm	☐ beweging	☐
☐ weer	☐ lezen	☐ opwinding	☐
☐ allergie	☐ lawaai/geluid	☐ pms	☐

HULPMAATREGELEN

medicatie

slaap/rust

beweging

Anders

TIJD

	begin	einde	duur		begin	einde	duur
1				3			
2				4			

LOCATIE

spanning	slaap	cluster	sinus	migraine	nek

ERNST

1	2	3	4	5	6	7	8	9	10

MILD   ZWAAR

OORZAAK

- [ ] koffie
- [ ] alcohol
- [ ] medicatie
- [ ] voedsel
- [ ] weer
- [ ] allergie
- [ ] slapeloosheid
- [ ] stress
- [ ] fel licht
- [ ] pc/tv scherm
- [ ] lezen
- [ ] lawaai/geluid
- [ ] telefoon
- [ ] ziekte
- [ ] reizen
- [ ] beweging
- [ ] opwinding
- [ ] pms
- [ ] geur/reuk
- [ ]
- [ ]
- [ ]
- [ ]
- [ ]

HULPMAATREGELEN

medicatie

slaap/rust

beweging

Anders

TIJD

	begin	einde	duur		begin	einde	duur
1				3			
2				4			

LOCATIE

spanning	slaap	cluster	sinus	migraine	nek

ERNST

1	2	3	4	5	6	7	8	9	10

MILD   ZWAAR

OORZAAK

☐ koffie	☐ slapeloosheid	☐ telefoon	☐ geur/reuk
☐ alcohol	☐ stress	☐ ziekte	☐
☐ medicatie	☐ fel licht	☐ reizen	☐
☐ voedsel	☐ pc/tv scherm	☐ beweging	☐
☐ weer	☐ lezen	☐ opwinding	☐
☐ allergie	☐ lawaai/geluid	☐ pms	☐

HULPMAATREGELEN

medicatie

slaap/rust

beweging

Anders

	begin	einde	duur			begin	einde	duur
1					3			
2					4			

spanning	slaap	cluster	sinus	migraine	nek

1	2	3	4	5	6	7	8	9	10

MILD   ZWAAR

- [ ] koffie
- [ ] alcohol
- [ ] medicatie
- [ ] voedsel
- [ ] weer
- [ ] allergie
- [ ] slapeloosheid
- [ ] stress
- [ ] fel licht
- [ ] pc/tv scherm
- [ ] lezen
- [ ] lawaai/geluid
- [ ] telefoon
- [ ] ziekte
- [ ] reizen
- [ ] beweging
- [ ] opwinding
- [ ] pms
- [ ] geur/reuk
- [ ]
- [ ]
- [ ]
- [ ]
- [ ]

medicatie

slaap/rust

beweging

Anders

	begin	einde	duur		begin	einde	duur
1				3			
2				4			

spanning	slaap	cluster	sinus	migraine	nek
□□□□	□□□□	□□□□	□□□□	□□□□	□□□□

1	2	3	4	5	6	7	8	9	10

MILD · ZWAAR

- ☐ koffie
- ☐ alcohol
- ☐ medicatie
- ☐ voedsel
- ☐ weer
- ☐ allergie
- ☐ slapeloosheid
- ☐ stress
- ☐ fel licht
- ☐ pc/tv scherm
- ☐ lezen
- ☐ lawaai/geluid
- ☐ telefoon
- ☐ ziekte
- ☐ reizen
- ☐ beweging
- ☐ opwinding
- ☐ pms
- ☐ geur/reuk
- ☐
- ☐
- ☐
- ☐
- ☐

medicatie

slaap/rust

beweging

Anders

	begin	einde	duur			begin	einde	duur
1					3			
2					4			

spanning	slaap	cluster	sinus	migraine	nek

1	2	3	4	5	6	7	8	9	10

MILD ... ZWAAR

- ☐ koffie
- ☐ alcohol
- ☐ medicatie
- ☐ voedsel
- ☐ weer
- ☐ allergie
- ☐ slapeloosheid
- ☐ stress
- ☐ fel licht
- ☐ pc/tv scherm
- ☐ lezen
- ☐ lawaai/geluid
- ☐ telefoon
- ☐ ziekte
- ☐ reizen
- ☐ beweging
- ☐ opwinding
- ☐ pms
- ☐ geur/reuk
- ☐
- ☐
- ☐
- ☐
- ☐

medicatie

slaap/rust

beweging

Anders

TIJD

	begin	einde	duur		begin	einde	duur
1				3			
2				4			

LOCATIE

spanning	slaap	cluster	sinus	migraine	nek

ERNST

1	2	3	4	5	6	7	8	9	10

MILD

ZWAAR

OORZAAK

- [ ] koffie
- [ ] alcohol
- [ ] medicatie
- [ ] voedsel
- [ ] weer
- [ ] allergie

- [ ] slapeloosheid
- [ ] stress
- [ ] fel licht
- [ ] pc/tv scherm
- [ ] lezen
- [ ] lawaai/geluid

- [ ] telefoon
- [ ] ziekte
- [ ] reizen
- [ ] beweging
- [ ] opwinding
- [ ] pms

- [ ] geur/reuk
- [ ]
- [ ]
- [ ]
- [ ]
- [ ]

HULPMAATREGELEN

medicatie

slaap/rust

beweging

Anders

	begin	einde	duur		begin	einde	duur
1				3			
2				4			

spanning	slaap	cluster	sinus	migraine	nek

1	2	3	4	5	6	7	8	9	10

MILD   ZWAAR

- [ ] koffie
- [ ] alcohol
- [ ] medicatie
- [ ] voedsel
- [ ] weer
- [ ] allergie
- [ ] slapeloosheid
- [ ] stress
- [ ] fel licht
- [ ] pc/tv scherm
- [ ] lezen
- [ ] lawaai/geluid
- [ ] telefoon
- [ ] ziekte
- [ ] reizen
- [ ] beweging
- [ ] opwinding
- [ ] pms
- [ ] geur/reuk
- [ ]
- [ ]
- [ ]
- [ ]
- [ ]

medicatie

slaap/rust

beweging

Anders

DATUM

TIJD

	begin	einde	duur		begin	einde	duur
1				3			
2				4			

LOCATIE

spanning   slaap   cluster   sinus   migraine   nek

ERNST

| 1 | 2 | 3 | 4 | 5 | 6 | 7 | 8 | 9 | 10 |

MILD   ZWAAR

OORZAAK

☐ koffie   ☐ slapeloosheid   ☐ telefoon   ☐ geur/reuk
☐ alcohol   ☐ stress   ☐ ziekte   ☐
☐ medicatie   ☐ fel licht   ☐ reizen   ☐
☐ voedsel   ☐ pc/tv scherm   ☐ beweging   ☐
☐ weer   ☐ lezen   ☐ opwinding   ☐
☐ allergie   ☐ lawaai/geluid   ☐ pms   ☐

HULPMAATREGELEN

medicatie

slaap/rust

beweging

Anders

TIJD

	begin	einde	duur		begin	einde	duur
1				3			
2				4			

LOCATIE

spanning	slaap	cluster	sinus	migraine	nek

ERNST

1	2	3	4	5	6	7	8	9	10

MILD   ZWAAR

OORZAAK

☐ koffie	☐ slapeloosheid	☐ telefoon	☐ geur/reuk
☐ alcohol	☐ stress	☐ ziekte	☐
☐ medicatie	☐ fel licht	☐ reizen	☐
☐ voedsel	☐ pc/tv scherm	☐ beweging	☐
☐ weer	☐ lezen	☐ opwinding	☐
☐ allergie	☐ lawaai/geluid	☐ pms	☐

HULPMAATREGELEN

medicatie

slaap/rust

beweging

Anders

<table>
<tr><td colspan="6" align="center">DATUM</td></tr>
</table>

<table>
<tr><td colspan="6" align="center">TIJD</td></tr>
<tr><td>begin</td><td>einde</td><td>duur</td><td>begin</td><td>einde</td><td>duur</td></tr>
<tr><td>1</td><td></td><td></td><td>3</td><td></td><td></td></tr>
<tr><td>2</td><td></td><td></td><td>4</td><td></td><td></td></tr>
</table>

LOCATIE

spanning	slaap	cluster	sinus	migraine	nek

ERNST

1	2	3	4	5	6	7	8	9	10

MILD — ZWAAR

OORZAAK

- [ ] koffie
- [ ] alcohol
- [ ] medicatie
- [ ] voedsel
- [ ] weer
- [ ] allergie
- [ ] slapeloosheid
- [ ] stress
- [ ] fel licht
- [ ] pc/tv scherm
- [ ] lezen
- [ ] lawaai/geluid
- [ ] telefoon
- [ ] ziekte
- [ ] reizen
- [ ] beweging
- [ ] opwinding
- [ ] pms
- [ ] geur/reuk
- [ ]
- [ ]
- [ ]
- [ ]
- [ ]

HULPMAATREGELEN

medicatie

slaap/rust

beweging

Anders

TIJD

	begin	einde	duur			begin	einde	duur
1					3			
2					4			

LOCATIE

spanning	slaap	cluster	sinus	migraine	nek

ERNST

1	2	3	4	5	6	7	8	9	10

MILD   ZWAAR

OORZAAK

☐ koffie	☐ slapeloosheid	☐ telefoon	☐ geur/reuk
☐ alcohol	☐ stress	☐ ziekte	☐
☐ medicatie	☐ fel licht	☐ reizen	☐
☐ voedsel	☐ pc/tv scherm	☐ beweging	☐
☐ weer	☐ lezen	☐ opwinding	☐
☐ allergie	☐ lawaai/geluid	☐ pms	☐

HULPMAATREGELEN

medicatie

slaap/rust

beweging

Anders

	begin	einde	duur		begin	einde	duur
1				3			
2				4			

spanning	slaap	cluster	sinus	migraine	nek

1	2	3	4	5	6	7	8	9	10

MILD   ZWAAR

- ☐ koffie
- ☐ alcohol
- ☐ medicatie
- ☐ voedsel
- ☐ weer
- ☐ allergie
- ☐ slapeloosheid
- ☐ stress
- ☐ fel licht
- ☐ pc/tv scherm
- ☐ lezen
- ☐ lawaai/geluid
- ☐ telefoon
- ☐ ziekte
- ☐ reizen
- ☐ beweging
- ☐ opwinding
- ☐ pms
- ☐ geur/reuk
- ☐
- ☐
- ☐
- ☐
- ☐

medicatie

slaap/rust

beweging

Anders

	begin	einde	duur		begin	einde	duur
1				3			
2				4			

spanning	slaap	cluster	sinus	migraine	nek

1	2	3	4	5	6	7	8	9	10

MILD   ZWAAR

- [ ] koffie
- [ ] alcohol
- [ ] medicatie
- [ ] voedsel
- [ ] weer
- [ ] allergie
- [ ] slapeloosheid
- [ ] stress
- [ ] fel licht
- [ ] pc/tv scherm
- [ ] lezen
- [ ] lawaai/geluid
- [ ] telefoon
- [ ] ziekte
- [ ] reizen
- [ ] beweging
- [ ] opwinding
- [ ] pms
- [ ] geur/reuk
- [ ]
- [ ]
- [ ]
- [ ]
- [ ]

medicatie

slaap/rust

beweging

Anders

	begin	einde	duur		begin	einde	duur
1				3			
2				4			

1	2	3	4	5	6	7	8	9	10

MILD   ZWAAR

☐ koffie	☐ slapeloosheid	☐ telefoon	☐ geur/reuk
☐ alcohol	☐ stress	☐ ziekte	☐
☐ medicatie	☐ fel licht	☐ reizen	☐
☐ voedsel	☐ pc/tv scherm	☐ beweging	☐
☐ weer	☐ lezen	☐ opwinding	☐
☐ allergie	☐ lawaai/geluid	☐ pms	☐

medicatie

slaap/rust

beweging

Anders

	begin	einde	duur		begin	einde	duur
1				3			
2				4			

spanning	slaap	cluster	sinus	migraine	nek

1	2	3	4	5	6	7	8	9	10

MILD   ZWAAR

- ☐ koffie
- ☐ alcohol
- ☐ medicatie
- ☐ voedsel
- ☐ weer
- ☐ allergie
- ☐ slapeloosheid
- ☐ stress
- ☐ fel licht
- ☐ pc/tv scherm
- ☐ lezen
- ☐ lawaai/geluid
- ☐ telefoon
- ☐ ziekte
- ☐ reizen
- ☐ beweging
- ☐ opwinding
- ☐ pms
- ☐ geur/reuk
- ☐
- ☐
- ☐
- ☐
- ☐

medicatie

slaap/rust

beweging

Anders

TIJD

	begin	einde	duur		begin	einde	duur
1				3			
2				4			

LOCATIE

spanning   slaap   cluster   sinus   migraine   nek

ERNST

1	2	3	4	5	6	7	8	9	10

MILD   ZWAAR

OORZAAK

- [ ] koffie
- [ ] alcohol
- [ ] medicatie
- [ ] voedsel
- [ ] weer
- [ ] allergie

- [ ] slapeloosheid
- [ ] stress
- [ ] fel licht
- [ ] pc/tv scherm
- [ ] lezen
- [ ] lawaai/geluid

- [ ] telefoon
- [ ] ziekte
- [ ] reizen
- [ ] beweging
- [ ] opwinding
- [ ] pms

- [ ] geur/reuk
- [ ]
- [ ]
- [ ]
- [ ]
- [ ]

HULPMAATREGELEN

medicatie

slaap/rust

beweging

Anders

TIJD

	begin	einde	duur		begin	einde	duur
1				3			
2				4			

LOCATIE

spanning	slaap	cluster	sinus	migraine	nek

ERNST

1	2	3	4	5	6	7	8	9	10

MILD   ZWAAR

OORZAAK

☐ koffie	☐ slapeloosheid	☐ telefoon	☐ geur/reuk
☐ alcohol	☐ stress	☐ ziekte	☐
☐ medicatie	☐ fel licht	☐ reizen	☐
☐ voedsel	☐ pc/tv scherm	☐ beweging	☐
☐ weer	☐ lezen	☐ opwinding	☐
☐ allergie	☐ lawaai/geluid	☐ pms	☐

HULPMAATREGELEN

medicatie

slaap/rust

beweging

Anders

	begin	einde	duur		begin	einde	duur
1				3			
2				4			

spanning	slaap	cluster	sinus	migraine	nek

1	2	3	4	5	6	7	8	9	10

MILD · ZWAAR

- [ ] koffie
- [ ] alcohol
- [ ] medicatie
- [ ] voedsel
- [ ] weer
- [ ] allergie
- [ ] slapeloosheid
- [ ] stress
- [ ] fel licht
- [ ] pc/tv scherm
- [ ] lezen
- [ ] lawaai/geluid
- [ ] telefoon
- [ ] ziekte
- [ ] reizen
- [ ] beweging
- [ ] opwinding
- [ ] pms
- [ ] geur/reuk
- [ ]
- [ ]
- [ ]
- [ ]
- [ ]

medicatie

slaap/rust

beweging

Anders

	begin	einde	duur		begin	einde	duur
1				3			
2				4			

spanning	slaap	cluster	sinus	migraine	nek

1	2	3	4	5	6	7	8	9	10

MILD · ZWAAR

- [ ] koffie
- [ ] alcohol
- [ ] medicatie
- [ ] voedsel
- [ ] weer
- [ ] allergie
- [ ] slapeloosheid
- [ ] stress
- [ ] fel licht
- [ ] pc/tv scherm
- [ ] lezen
- [ ] lawaai/geluid
- [ ] telefoon
- [ ] ziekte
- [ ] reizen
- [ ] beweging
- [ ] opwinding
- [ ] pms
- [ ] geur/reuk
- [ ]
- [ ]
- [ ]
- [ ]
- [ ]

medicatie

slaap/rust

beweging

Anders

TIJD

	begin	einde	duur		begin	einde	duur
1				3			
2				4			

LOCATIE

spanning	slaap	cluster	sinus	migraine	nek

ERNST

1	2	3	4	5	6	7	8	9	10

MILD   ZWAAR

OORZAAK

- [ ] koffie
- [ ] alcohol
- [ ] medicatie
- [ ] voedsel
- [ ] weer
- [ ] allergie

- [ ] slapeloosheid
- [ ] stress
- [ ] fel licht
- [ ] pc/tv scherm
- [ ] lezen
- [ ] lawaai/geluid

- [ ] telefoon
- [ ] ziekte
- [ ] reizen
- [ ] beweging
- [ ] opwinding
- [ ] pms

- [ ] geur/reuk
- [ ]
- [ ]
- [ ]
- [ ]
- [ ]

HULPMAATREGELEN

medicatie

slaap/rust

beweging

Anders

TIJD

	begin	einde	duur			begin	einde	duur
1					3			
2					4			

LOCATIE

spanning   slaap   cluster   sinus   migraine   nek

ERNST

1	2	3	4	5	6	7	8	9	10

MILD   ZWAAR

OORZAAK

- [ ] koffie
- [ ] alcohol
- [ ] medicatie
- [ ] voedsel
- [ ] weer
- [ ] allergie
- [ ] slapeloosheid
- [ ] stress
- [ ] fel licht
- [ ] pc/tv scherm
- [ ] lezen
- [ ] lawaai/geluid
- [ ] telefoon
- [ ] ziekte
- [ ] reizen
- [ ] beweging
- [ ] opwinding
- [ ] pms
- [ ] geur/reuk
- [ ]
- [ ]
- [ ]
- [ ]
- [ ]

HULPMAATREGELEN

medicatie

slaap/rust

beweging

Anders

TIJD

	begin	einde	duur		begin	einde	duur
1				3			
2				4			

LOCATIE

spanning	slaap	cluster	sinus	migraine	nek

ERNST

1	2	3	4	5	6	7	8	9	10

MILD   ZWAAR

OORZAAK

☐ koffie	☐ slapeloosheid	☐ telefoon	☐ geur/reuk
☐ alcohol	☐ stress	☐ ziekte	☐
☐ medicatie	☐ fel licht	☐ reizen	☐
☐ voedsel	☐ pc/tv scherm	☐ beweging	☐
☐ weer	☐ lezen	☐ opwinding	☐
☐ allergie	☐ lawaai/geluid	☐ pms	☐

HULPMAATREGELEN

medicatie

slaap/rust

beweging

Anders

	begin	einde	duur		begin	einde	duur
1				3			
2				4			

spanning	slaap	cluster	sinus	migraine	nek

1	2	3	4	5	6	7	8	9	10

MILD   ZWAAR

☐ koffie	☐ slapeloosheid	☐ telefoon	☐ geur/reuk
☐ alcohol	☐ stress	☐ ziekte	☐
☐ medicatie	☐ fel licht	☐ reizen	☐
☐ voedsel	☐ pc/tv scherm	☐ beweging	☐
☐ weer	☐ lezen	☐ opwinding	☐
☐ allergie	☐ lawaai/geluid	☐ pms	☐

medicatie

slaap/rust

beweging

Anders

<table>
<tr><td></td><td>DATUM</td><td></td></tr>
</table>

TIJD

	begin	einde	duur		begin	einde	duur
1				3			
2				4			

LOCATIE

spanning	slaap	cluster	sinus	migraine	nek

ERNST

1	2	3	4	5	6	7	8	9	10

MILD   ZWAAR

OORZAAK

☐ koffie	☐ slapeloosheid	☐ telefoon	☐ geur/reuk
☐ alcohol	☐ stress	☐ ziekte	☐
☐ medicatie	☐ fel licht	☐ reizen	☐
☐ voedsel	☐ pc/tv scherm	☐ beweging	☐
☐ weer	☐ lezen	☐ opwinding	☐
☐ allergie	☐ lawaai/geluid	☐ pms	☐

HULPMAATREGELEN

medicatie

slaap/rust

beweging

Anders

	begin	einde	duur		begin	einde	duur
1				3			
2				4			

LOCATIE

spanning	slaap	cluster	sinus	migraine	nek

ERNST

1	2	3	4	5	6	7	8	9	10

MILD   ZWAAR

OORZAAK

- [ ] koffie
- [ ] alcohol
- [ ] medicatie
- [ ] voedsel
- [ ] weer
- [ ] allergie

- [ ] slapeloosheid
- [ ] stress
- [ ] fel licht
- [ ] pc/tv scherm
- [ ] lezen
- [ ] lawaai/geluid

- [ ] telefoon
- [ ] ziekte
- [ ] reizen
- [ ] beweging
- [ ] opwinding
- [ ] pms

- [ ] geur/reuk
- [ ]
- [ ]
- [ ]
- [ ]
- [ ]

HULPMAATREGELEN

medicatie

slaap/rust

beweging

Anders

TIJD

	begin	einde	duur		begin	einde	duur
1				3			
2				4			

LOCATIE

spanning	slaap	cluster	sinus	migraine	nek

ERNST

1	2	3	4	5	6	7	8	9	10

MILD   ZWAAR

OORZAAK

☐ koffie	☐ slapeloosheid	☐ telefoon	☐ geur/reuk
☐ alcohol	☐ stress	☐ ziekte	☐
☐ medicatie	☐ fel licht	☐ reizen	☐
☐ voedsel	☐ pc/tv scherm	☐ beweging	☐
☐ weer	☐ lezen	☐ opwinding	☐
☐ allergie	☐ lawaai/geluid	☐ pms	☐

HULPMAATREGELEN

medicatie

slaap/rust

beweging

Anders

	begin	einde	duur		begin	einde	duur
1				3			
2				4			

spanning	slaap	cluster	sinus	migraine	nek

1	2	3	4	5	6	7	8	9	10

MILD   ZWAAR

- ☐ koffie
- ☐ alcohol
- ☐ medicatie
- ☐ voedsel
- ☐ weer
- ☐ allergie
- ☐ slapeloosheid
- ☐ stress
- ☐ fel licht
- ☐ pc/tv scherm
- ☐ lezen
- ☐ lawaai/geluid
- ☐ telefoon
- ☐ ziekte
- ☐ reizen
- ☐ beweging
- ☐ opwinding
- ☐ pms
- ☐ geur/reuk
- ☐
- ☐
- ☐
- ☐
- ☐

medicatie

slaap/rust

beweging

Anders

	begin	einde	duur		begin	einde	duur
1				3			
2				4			

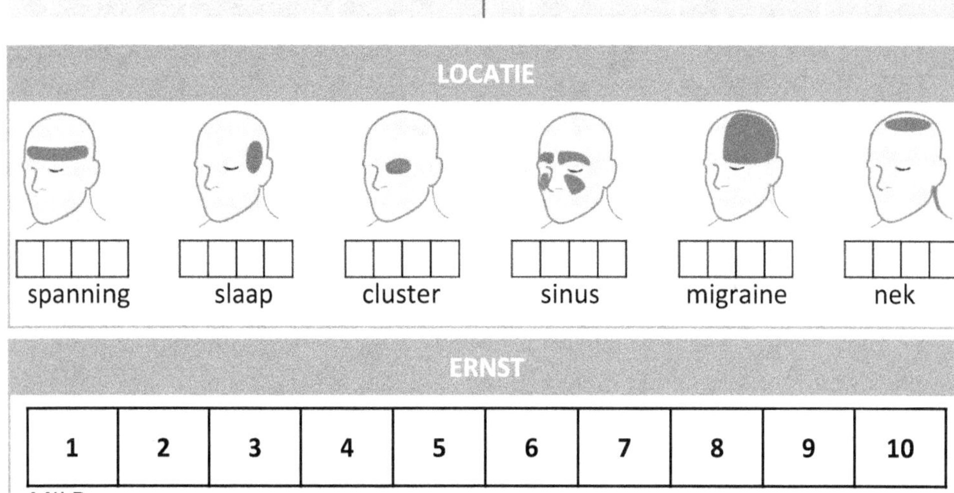

1	2	3	4	5	6	7	8	9	10

MILD   ZWAAR

- ☐ koffie
- ☐ alcohol
- ☐ medicatie
- ☐ voedsel
- ☐ weer
- ☐ allergie

- ☐ slapeloosheid
- ☐ stress
- ☐ fel licht
- ☐ pc/tv scherm
- ☐ lezen
- ☐ lawaai/geluid

- ☐ telefoon
- ☐ ziekte
- ☐ reizen
- ☐ beweging
- ☐ opwinding
- ☐ pms

- ☐ geur/reuk
- ☐
- ☐
- ☐
- ☐
- ☐

medicatie

slaap/rust

beweging

Anders

	begin	einde	duur			begin	einde	duur
1					3			
2					4			

LOCATIE

spanning	slaap	cluster	sinus	migraine	nek

ERNST

1	2	3	4	5	6	7	8	9	10

MILD — ZWAAR

OORZAAK

- [ ] koffie
- [ ] alcohol
- [ ] medicatie
- [ ] voedsel
- [ ] weer
- [ ] allergie

- [ ] slapeloosheid
- [ ] stress
- [ ] fel licht
- [ ] pc/tv scherm
- [ ] lezen
- [ ] lawaai/geluid

- [ ] telefoon
- [ ] ziekte
- [ ] reizen
- [ ] beweging
- [ ] opwinding
- [ ] pms

- [ ] geur/reuk
- [ ]
- [ ]
- [ ]
- [ ]
- [ ]

HULPMAATREGELEN

medicatie

slaap/rust

beweging

Anders

<table>
<tr><td colspan="7" align="center">DATUM</td></tr>
</table>

TIJD

	begin	einde	duur		begin	einde	duur
1				3			
2				4			

LOCATIE

spanning	slaap	cluster	sinus	migraine	nek
☐☐☐☐	☐☐☐☐	☐☐☐☐	☐☐☐☐	☐☐☐☐	☐☐☐☐

ERNST

1	2	3	4	5	6	7	8	9	10

MILD   ZWAAR

OORZAAK

☐ koffie	☐ slapeloosheid	☐ telefoon	☐ geur/reuk
☐ alcohol	☐ stress	☐ ziekte	☐
☐ medicatie	☐ fel licht	☐ reizen	☐
☐ voedsel	☐ pc/tv scherm	☐ beweging	☐
☐ weer	☐ lezen	☐ opwinding	☐
☐ allergie	☐ lawaai/geluid	☐ pms	☐

HULPMAATREGELEN

medicatie

slaap/rust

beweging

Anders

	begin	einde	duur		begin	einde	duur
1				3			
2				4			

spanning	slaap	cluster	sinus	migraine	nek

1	2	3	4	5	6	7	8	9	10

MILD   ZWAAR

- [ ] koffie
- [ ] alcohol
- [ ] medicatie
- [ ] voedsel
- [ ] weer
- [ ] allergie
- [ ] slapeloosheid
- [ ] stress
- [ ] fel licht
- [ ] pc/tv scherm
- [ ] lezen
- [ ] lawaai/geluid
- [ ] telefoon
- [ ] ziekte
- [ ] reizen
- [ ] beweging
- [ ] opwinding
- [ ] pms
- [ ] geur/reuk
- [ ]
- [ ]
- [ ]
- [ ]
- [ ]

medicatie

slaap/rust

beweging

Anders

TIJD

	begin	einde	duur		begin	einde	duur
1				3			
2				4			

LOCATIE

spanning	slaap	cluster	sinus	migraine	nek

ERNST

1	2	3	4	5	6	7	8	9	10

MILD   ZWAAR

OORZAAK

- [ ] koffie
- [ ] alcohol
- [ ] medicatie
- [ ] voedsel
- [ ] weer
- [ ] allergie

- [ ] slapeloosheid
- [ ] stress
- [ ] fel licht
- [ ] pc/tv scherm
- [ ] lezen
- [ ] lawaai/geluid

- [ ] telefoon
- [ ] ziekte
- [ ] reizen
- [ ] beweging
- [ ] opwinding
- [ ] pms

- [ ] geur/reuk
- [ ]
- [ ]
- [ ]
- [ ]
- [ ]

HULPMAATREGELEN

medicatie

slaap/rust

beweging

Anders

TIJD

	begin	einde	duur			begin	einde	duur
1					3			
2					4			

LOCATIE

spanning	slaap	cluster	sinus	migraine	nek

ERNST

1	2	3	4	5	6	7	8	9	10

MILD   ZWAAR

OORZAAK

- [ ] koffie
- [ ] alcohol
- [ ] medicatie
- [ ] voedsel
- [ ] weer
- [ ] allergie

- [ ] slapeloosheid
- [ ] stress
- [ ] fel licht
- [ ] pc/tv scherm
- [ ] lezen
- [ ] lawaai/geluid

- [ ] telefoon
- [ ] ziekte
- [ ] reizen
- [ ] beweging
- [ ] opwinding
- [ ] pms

- [ ] geur/reuk
- [ ]
- [ ]
- [ ]
- [ ]
- [ ]

HULPMAATREGELEN

medicatie

slaap/rust

beweging

Anders

	begin	einde	duur		begin	einde	duur
1				3			
2				4			

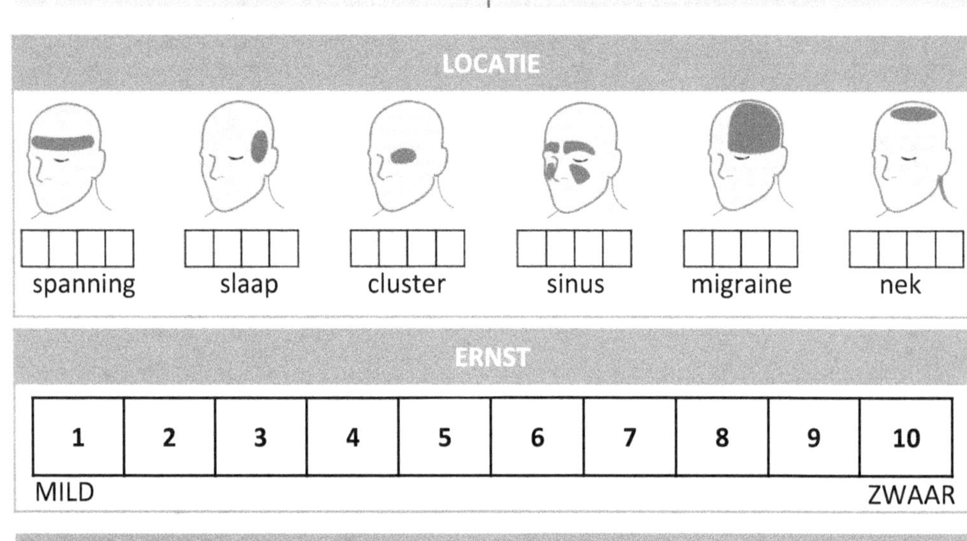

1	2	3	4	5	6	7	8	9	10

MILD   ZWAAR

- ☐ koffie
- ☐ alcohol
- ☐ medicatie
- ☐ voedsel
- ☐ weer
- ☐ allergie

- ☐ slapeloosheid
- ☐ stress
- ☐ fel licht
- ☐ pc/tv scherm
- ☐ lezen
- ☐ lawaai/geluid

- ☐ telefoon
- ☐ ziekte
- ☐ reizen
- ☐ beweging
- ☐ opwinding
- ☐ pms

- ☐ geur/reuk
- ☐
- ☐
- ☐
- ☐
- ☐

medicatie

slaap/rust

beweging

Anders

	begin	einde	duur			begin	einde	duur
1					3			
2					4			

spanning	slaap	cluster	sinus	migraine	nek

1	2	3	4	5	6	7	8	9	10

MILD — ZWAAR

- koffie
- alcohol
- medicatie
- voedsel
- weer
- allergie
- slapeloosheid
- stress
- fel licht
- pc/tv scherm
- lezen
- lawaai/geluid
- telefoon
- ziekte
- reizen
- beweging
- opwinding
- pms
- geur/reuk

medicatie

slaap/rust

beweging

Anders

<table>
<tr><td colspan="7" align="center">DATUM</td></tr>
</table>

	begin	einde	duur		begin	einde	duur
1				3			
2				4			

LOCATIE

spanning	slaap	cluster	sinus	migraine	nek

ERNST

1	2	3	4	5	6	7	8	9	10

MILD   ZWAAR

OORZAAK

☐ koffie	☐ slapeloosheid	☐ telefoon	☐ geur/reuk
☐ alcohol	☐ stress	☐ ziekte	☐
☐ medicatie	☐ fel licht	☐ reizen	☐
☐ voedsel	☐ pc/tv scherm	☐ beweging	☐
☐ weer	☐ lezen	☐ opwinding	☐
☐ allergie	☐ lawaai/geluid	☐ pms	☐

HULPMAATREGELEN

medicatie

slaap/rust

beweging

Anders

	begin	einde	duur		begin	einde	duur
1				3			
2				4			

spanning	slaap	cluster	sinus	migraine	nek

1	2	3	4	5	6	7	8	9	10

MILD ZWAAR

- [ ] koffie
- [ ] alcohol
- [ ] medicatie
- [ ] voedsel
- [ ] weer
- [ ] allergie
- [ ] slapeloosheid
- [ ] stress
- [ ] fel licht
- [ ] pc/tv scherm
- [ ] lezen
- [ ] lawaai/geluid
- [ ] telefoon
- [ ] ziekte
- [ ] reizen
- [ ] beweging
- [ ] opwinding
- [ ] pms
- [ ] geur/reuk
- [ ]
- [ ]
- [ ]
- [ ]
- [ ]

medicatie

slaap/rust

beweging

Anders

TIJD

	begin	einde	duur		begin	einde	duur
1				3			
2				4			

LOCATIE

spanning	slaap	cluster	sinus	migraine	nek

ERNST

1	2	3	4	5	6	7	8	9	10

MILD   ZWAAR

OORZAAK

☐ koffie	☐ slapeloosheid	☐ telefoon	☐ geur/reuk
☐ alcohol	☐ stress	☐ ziekte	☐
☐ medicatie	☐ fel licht	☐ reizen	☐
☐ voedsel	☐ pc/tv scherm	☐ beweging	☐
☐ weer	☐ lezen	☐ opwinding	☐
☐ allergie	☐ lawaai/geluid	☐ pms	☐

HULPMAATREGELEN

medicatie

slaap/rust

beweging

Anders

	begin	einde	duur			begin	einde	duur
1					3			
2					4			

spanning	slaap	cluster	sinus	migraine	nek

1	2	3	4	5	6	7	8	9	10

MILD   ZWAAR

- [ ] koffie
- [ ] alcohol
- [ ] medicatie
- [ ] voedsel
- [ ] weer
- [ ] allergie

- [ ] slapeloosheid
- [ ] stress
- [ ] fel licht
- [ ] pc/tv scherm
- [ ] lezen
- [ ] lawaai/geluid

- [ ] telefoon
- [ ] ziekte
- [ ] reizen
- [ ] beweging
- [ ] opwinding
- [ ] pms

- [ ] geur/reuk
- [ ]
- [ ]
- [ ]
- [ ]
- [ ]

medicatie

slaap/rust

beweging

Anders

<table>
<tr><td></td><td colspan="7" align="center">DATUM</td></tr>
</table>

TIJD

	begin	einde	duur		begin	einde	duur
1				3			
2				4			

LOCATIE

spanning	slaap	cluster	sinus	migraine	nek

ERNST

1	2	3	4	5	6	7	8	9	10

MILD   ZWAAR

OORZAAK

☐ koffie	☐ slapeloosheid	☐ telefoon	☐ geur/reuk
☐ alcohol	☐ stress	☐ ziekte	☐
☐ medicatie	☐ fel licht	☐ reizen	☐
☐ voedsel	☐ pc/tv scherm	☐ beweging	☐
☐ weer	☐ lezen	☐ opwinding	☐
☐ allergie	☐ lawaai/geluid	☐ pms	☐

HULPMAATREGELEN

medicatie

slaap/rust

beweging

Anders

	begin	einde	duur			begin	einde	duur
1					3			
2					4			

spanning	slaap	cluster	sinus	migraine	nek

1	2	3	4	5	6	7	8	9	10

MILD

ZWAAR

- [ ] koffie
- [ ] alcohol
- [ ] medicatie
- [ ] voedsel
- [ ] weer
- [ ] allergie
- [ ] slapeloosheid
- [ ] stress
- [ ] fel licht
- [ ] pc/tv scherm
- [ ] lezen
- [ ] lawaai/geluid
- [ ] telefoon
- [ ] ziekte
- [ ] reizen
- [ ] beweging
- [ ] opwinding
- [ ] pms
- [ ] geur/reuk

medicatie

slaap/rust

beweging

Anders

	begin	einde	duur		begin	einde	duur
1				3			
2				4			

spanning	slaap	cluster	sinus	migraine	nek

1	2	3	4	5	6	7	8	9	10

MILD   ZWAAR

- ☐ koffie
- ☐ alcohol
- ☐ medicatie
- ☐ voedsel
- ☐ weer
- ☐ allergie

- ☐ slapeloosheid
- ☐ stress
- ☐ fel licht
- ☐ pc/tv scherm
- ☐ lezen
- ☐ lawaai/geluid

- ☐ telefoon
- ☐ ziekte
- ☐ reizen
- ☐ beweging
- ☐ opwinding
- ☐ pms

- ☐ geur/reuk
- ☐
- ☐
- ☐
- ☐
- ☐

medicatie

slaap/rust

beweging

Anders

	begin	einde	duur			begin	einde	duur
1					3			
2					4			

spanning	slaap	cluster	sinus	migraine	nek

1	2	3	4	5	6	7	8	9	10

MILD   ZWAAR

- [ ] koffie
- [ ] alcohol
- [ ] medicatie
- [ ] voedsel
- [ ] weer
- [ ] allergie
- [ ] slapeloosheid
- [ ] stress
- [ ] fel licht
- [ ] pc/tv scherm
- [ ] lezen
- [ ] lawaai/geluid
- [ ] telefoon
- [ ] ziekte
- [ ] reizen
- [ ] beweging
- [ ] opwinding
- [ ] pms
- [ ] geur/reuk
- [ ]
- [ ]
- [ ]
- [ ]
- [ ]

medicatie

slaap/rust

beweging

Anders

TIJD

	begin	einde	duur		begin	einde	duur
1				3			
2				4			

LOCATIE

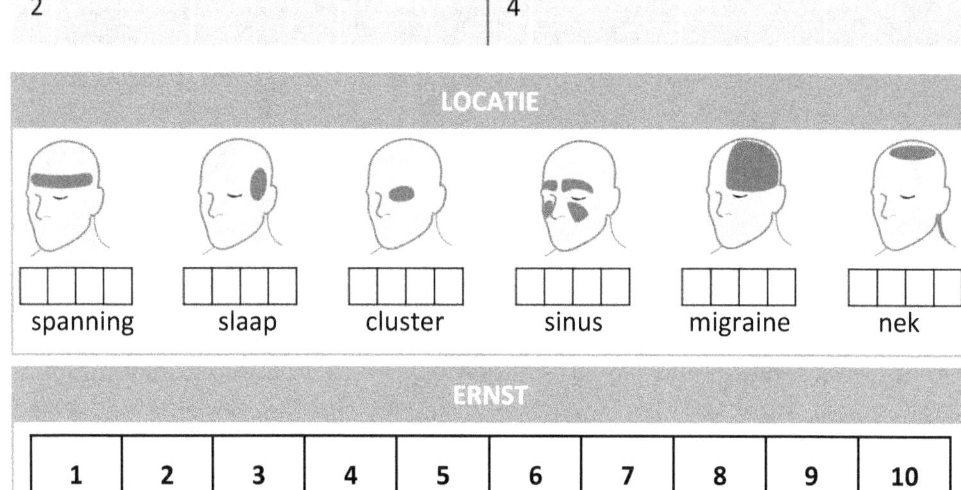

ERNST

1	2	3	4	5	6	7	8	9	10

MILD ZWAAR

OORZAAK

koffie	slapeloosheid	telefoon	geur/reuk
alcohol	stress	ziekte	
medicatie	fel licht	reizen	
voedsel	pc/tv scherm	beweging	
weer	lezen	opwinding	
allergie	lawaai/geluid	pms	

HULPMAATREGELEN

medicatie

slaap/rust

beweging

Anders

TIJD

	begin	einde	duur		begin	einde	duur
1				3			
2				4			

LOCATIE

spanning   slaap   cluster   sinus   migraine   nek

ERNST

1	2	3	4	5	6	7	8	9	10

MILD   ZWAAR

OORZAAK

- koffie
- alcohol
- medicatie
- voedsel
- weer
- allergie

- slapeloosheid
- stress
- fel licht
- pc/tv scherm
- lezen
- lawaai/geluid

- telefoon
- ziekte
- reizen
- beweging
- opwinding
- pms

- geur/reuk

HULPMAATREGELEN

medicatie

slaap/rust

beweging

Anders

<table>
<tr><td colspan="2" align="center">DATUM</td></tr>
</table>

TIJD

	begin	einde	duur		begin	einde	duur
1				3			
2				4			

LOCATIE

spanning	slaap	cluster	sinus	migraine	nek

ERNST

1	2	3	4	5	6	7	8	9	10

MILD   ZWAAR

OORZAAK

- ☐ koffie
- ☐ alcohol
- ☐ medicatie
- ☐ voedsel
- ☐ weer
- ☐ allergie
- ☐ slapeloosheid
- ☐ stress
- ☐ fel licht
- ☐ pc/tv scherm
- ☐ lezen
- ☐ lawaai/geluid
- ☐ telefoon
- ☐ ziekte
- ☐ reizen
- ☐ beweging
- ☐ opwinding
- ☐ pms
- ☐ geur/reuk
- ☐
- ☐
- ☐
- ☐
- ☐

HULPMAATREGELEN

medicatie

slaap/rust

beweging

Anders

	begin	einde	duur		begin	einde	duur
1				3			
2				4			

spanning	slaap	cluster	sinus	migraine	nek

1	2	3	4	5	6	7	8	9	10

MILD   ZWAAR

- ☐ koffie
- ☐ alcohol
- ☐ medicatie
- ☐ voedsel
- ☐ weer
- ☐ allergie

- ☐ slapeloosheid
- ☐ stress
- ☐ fel licht
- ☐ pc/tv scherm
- ☐ lezen
- ☐ lawaai/geluid

- ☐ telefoon
- ☐ ziekte
- ☐ reizen
- ☐ beweging
- ☐ opwinding
- ☐ pms

- ☐ geur/reuk
- ☐
- ☐
- ☐
- ☐
- ☐

medicatie

slaap/rust

beweging

Anders

	begin	einde	duur		begin	einde	duur
1				3			
2				4			

1	2	3	4	5	6	7	8	9	10

MILD

ZWAAR

- koffie
- alcohol
- medicatie
- voedsel
- weer
- allergie

- slapeloosheid
- stress
- fel licht
- pc/tv scherm
- lezen
- lawaai/geluid

- telefoon
- ziekte
- reizen
- beweging
- opwinding
- pms

- geur/reuk

medicatie

slaap/rust

beweging

Anders

	begin	einde	duur		begin	einde	duur
1				3			
2				4			

spanning	slaap	cluster	sinus	migraine	nek

1	2	3	4	5	6	7	8	9	10

MILD ZWAAR

- [ ] koffie
- [ ] alcohol
- [ ] medicatie
- [ ] voedsel
- [ ] weer
- [ ] allergie
- [ ] slapeloosheid
- [ ] stress
- [ ] fel licht
- [ ] pc/tv scherm
- [ ] lezen
- [ ] lawaai/geluid
- [ ] telefoon
- [ ] ziekte
- [ ] reizen
- [ ] beweging
- [ ] opwinding
- [ ] pms
- [ ] geur/reuk
- [ ]
- [ ]
- [ ]
- [ ]
- [ ]

medicatie

slaap/rust

beweging

Anders

<table>
<tr><td></td><td>DATUM</td><td></td></tr>
</table>

TIJD

	begin	einde	duur			begin	einde	duur
1					3			
2					4			

LOCATIE

spanning	slaap	cluster	sinus	migraine	nek

ERNST

1	2	3	4	5	6	7	8	9	10

MILD   ZWAAR

OORZAAK

☐ koffie	☐ slapeloosheid	☐ telefoon	☐ geur/reuk
☐ alcohol	☐ stress	☐ ziekte	☐
☐ medicatie	☐ fel licht	☐ reizen	☐
☐ voedsel	☐ pc/tv scherm	☐ beweging	☐
☐ weer	☐ lezen	☐ opwinding	☐
☐ allergie	☐ lawaai/geluid	☐ pms	☐

HULPMAATREGELEN

medicatie

slaap/rust

beweging

Anders

	begin	einde	duur		begin	einde	duur
1				3			
2				4			

spanning	slaap	cluster	sinus	migraine	nek

1	2	3	4	5	6	7	8	9	10

MILD   ZWAAR

- [ ] koffie
- [ ] alcohol
- [ ] medicatie
- [ ] voedsel
- [ ] weer
- [ ] allergie
- [ ] slapeloosheid
- [ ] stress
- [ ] fel licht
- [ ] pc/tv scherm
- [ ] lezen
- [ ] lawaai/geluid
- [ ] telefoon
- [ ] ziekte
- [ ] reizen
- [ ] beweging
- [ ] opwinding
- [ ] pms
- [ ] geur/reuk

medicatie

slaap/rust

beweging

Anders

	begin	einde	duur		begin	einde	duur
1				3			
2				4			

spanning	slaap	cluster	sinus	migraine	nek

1	2	3	4	5	6	7	8	9	10

MILD   ZWAAR

- ☐ koffie
- ☐ alcohol
- ☐ medicatie
- ☐ voedsel
- ☐ weer
- ☐ allergie
- ☐ slapeloosheid
- ☐ stress
- ☐ fel licht
- ☐ pc/tv scherm
- ☐ lezen
- ☐ lawaai/geluid
- ☐ telefoon
- ☐ ziekte
- ☐ reizen
- ☐ beweging
- ☐ opwinding
- ☐ pms
- ☐ geur/reuk
- ☐
- ☐
- ☐
- ☐
- ☐

medicatie

slaap/rust

beweging

Anders

	begin	einde	duur		begin	einde	duur
1				3			
2				4			

spanning	slaap	cluster	sinus	migraine	nek

1	2	3	4	5	6	7	8	9	10

MILD   ZWAAR

- [ ] koffie
- [ ] alcohol
- [ ] medicatie
- [ ] voedsel
- [ ] weer
- [ ] allergie
- [ ] slapeloosheid
- [ ] stress
- [ ] fel licht
- [ ] pc/tv scherm
- [ ] lezen
- [ ] lawaai/geluid
- [ ] telefoon
- [ ] ziekte
- [ ] reizen
- [ ] beweging
- [ ] opwinding
- [ ] pms
- [ ] geur/reuk
- [ ]
- [ ]
- [ ]
- [ ]
- [ ]

medicatie

slaap/rust

beweging

Anders

<table>
<tr><td></td><td style="background:#888;color:white;">DATUM</td><td></td></tr>
</table>

TIJD

	begin	einde	duur		begin	einde	duur
1				3			
2				4			

LOCATIE

spanning	slaap	cluster	sinus	migraine	nek

ERNST

1	2	3	4	5	6	7	8	9	10

MILD   ZWAAR

OORZAAK

☐ koffie	☐ slapeloosheid	☐ telefoon	☐ geur/reuk
☐ alcohol	☐ stress	☐ ziekte	☐
☐ medicatie	☐ fel licht	☐ reizen	☐
☐ voedsel	☐ pc/tv scherm	☐ beweging	☐
☐ weer	☐ lezen	☐ opwinding	☐
☐ allergie	☐ lawaai/geluid	☐ pms	☐

HULPMAATREGELEN

medicatie

slaap/rust

beweging

Anders

	begin	einde	duur		begin	einde	duur
1				3			
2				4			

spanning	slaap	cluster	sinus	migraine	nek

1	2	3	4	5	6	7	8	9	10

MILD   ZWAAR

- koffie
- alcohol
- medicatie
- voedsel
- weer
- allergie
- slapeloosheid
- stress
- fel licht
- pc/tv scherm
- lezen
- lawaai/geluid
- telefoon
- ziekte
- reizen
- beweging
- opwinding
- pms
- geur/reuk

medicatie

slaap/rust

beweging

Anders

	begin	einde	duur		begin	einde	duur
1				3			
2				4			

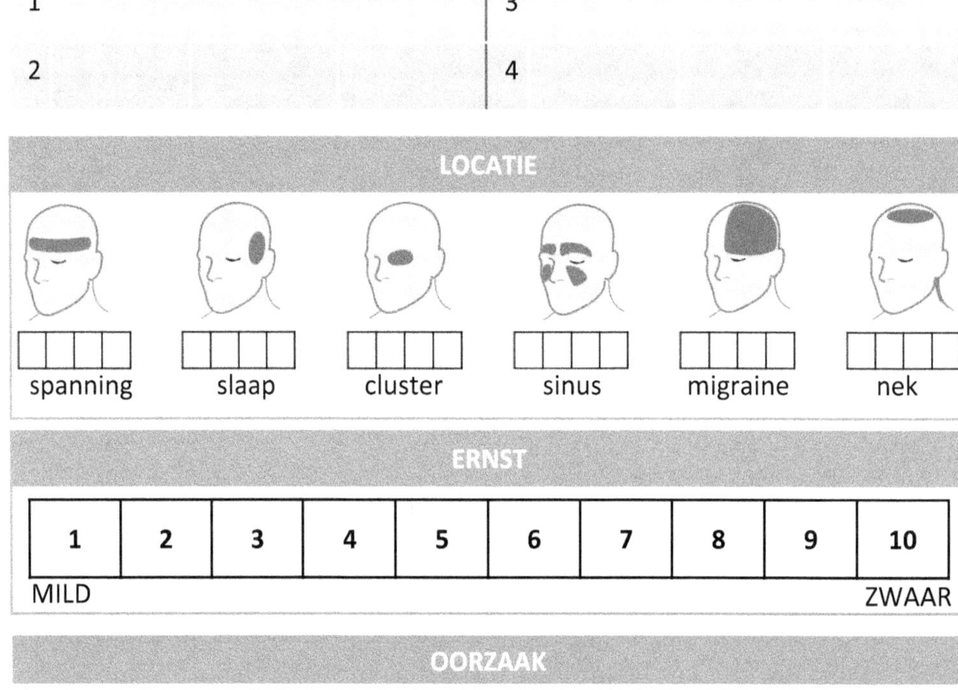

- [ ] koffie
- [ ] alcohol
- [ ] medicatie
- [ ] voedsel
- [ ] weer
- [ ] allergie
- [ ] slapeloosheid
- [ ] stress
- [ ] fel licht
- [ ] pc/tv scherm
- [ ] lezen
- [ ] lawaai/geluid
- [ ] telefoon
- [ ] ziekte
- [ ] reizen
- [ ] beweging
- [ ] opwinding
- [ ] pms
- [ ] geur/reuk

medicatie

slaap/rust

beweging

Anders

TIJD

	begin	einde	duur			begin	einde	duur
1					3			
2					4			

LOCATIE

spanning	slaap	cluster	sinus	migraine	nek

ERNST

1	2	3	4	5	6	7	8	9	10

MILD   ZWAAR

OORZAAK

- [ ] koffie
- [ ] alcohol
- [ ] medicatie
- [ ] voedsel
- [ ] weer
- [ ] allergie

- [ ] slapeloosheid
- [ ] stress
- [ ] fel licht
- [ ] pc/tv scherm
- [ ] lezen
- [ ] lawaai/geluid

- [ ] telefoon
- [ ] ziekte
- [ ] reizen
- [ ] beweging
- [ ] opwinding
- [ ] pms

- [ ] geur/reuk
- [ ]
- [ ]
- [ ]
- [ ]
- [ ]

HULPMAATREGELEN

medicatie

slaap/rust

beweging

Anders

	begin	einde	duur		begin	einde	duur
1				3			
2				4			

spanning	slaap	cluster	sinus	migraine	nek

1	2	3	4	5	6	7	8	9	10

MILD   ZWAAR

- ☐ koffie
- ☐ alcohol
- ☐ medicatie
- ☐ voedsel
- ☐ weer
- ☐ allergie

- ☐ slapeloosheid
- ☐ stress
- ☐ fel licht
- ☐ pc/tv scherm
- ☐ lezen
- ☐ lawaai/geluid

- ☐ telefoon
- ☐ ziekte
- ☐ reizen
- ☐ beweging
- ☐ opwinding
- ☐ pms

- ☐ geur/reuk
- ☐
- ☐
- ☐
- ☐
- ☐

medicatie

slaap/rust

beweging

Anders

	begin	einde	duur			begin	einde	duur
1					3			
2					4			

spanning	slaap	cluster	sinus	migraine	nek

1	2	3	4	5	6	7	8	9	10

MILD · · · · · · · · · · ZWAAR

- [ ] koffie
- [ ] alcohol
- [ ] medicatie
- [ ] voedsel
- [ ] weer
- [ ] allergie
- [ ] slapeloosheid
- [ ] stress
- [ ] fel licht
- [ ] pc/tv scherm
- [ ] lezen
- [ ] lawaai/geluid
- [ ] telefoon
- [ ] ziekte
- [ ] reizen
- [ ] beweging
- [ ] opwinding
- [ ] pms
- [ ] geur/reuk
- [ ]
- [ ]
- [ ]
- [ ]
- [ ]

medicatie

slaap/rust

beweging

Anders

<table>
<tr><td colspan="7" align="center">DATUM</td></tr>
</table>

TIJD

	begin	einde	duur		begin	einde	duur
1				3			
2				4			

LOCATIE

spanning	slaap	cluster	sinus	migraine	nek

ERNST

1	2	3	4	5	6	7	8	9	10

MILD   ZWAAR

OORZAAK

☐ koffie	☐ slapeloosheid	☐ telefoon	☐ geur/reuk
☐ alcohol	☐ stress	☐ ziekte	☐
☐ medicatie	☐ fel licht	☐ reizen	☐
☐ voedsel	☐ pc/tv scherm	☐ beweging	☐
☐ weer	☐ lezen	☐ opwinding	☐
☐ allergie	☐ lawaai/geluid	☐ pms	☐

HULPMAATREGELEN

medicatie

slaap/rust

beweging

Anders

	begin	einde	duur		begin	einde	duur
1				3			
2				4			

LOCATIE

spanning	slaap	cluster	sinus	migraine	nek

ERNST

1	2	3	4	5	6	7	8	9	10

MILD   ZWAAR

OORZAAK

- [ ] koffie
- [ ] alcohol
- [ ] medicatie
- [ ] voedsel
- [ ] weer
- [ ] allergie
- [ ] slapeloosheid
- [ ] stress
- [ ] fel licht
- [ ] pc/tv scherm
- [ ] lezen
- [ ] lawaai/geluid
- [ ] telefoon
- [ ] ziekte
- [ ] reizen
- [ ] beweging
- [ ] opwinding
- [ ] pms
- [ ] geur/reuk
- [ ]
- [ ]
- [ ]
- [ ]
- [ ]

HULPMAATREGELEN

medicatie

slaap/rust

beweging

Anders

	begin	einde	duur		begin	einde	duur
1				3			
2				4			

spanning	slaap	cluster	sinus	migraine	nek

1	2	3	4	5	6	7	8	9	10

MILD   ZWAAR

- [ ] koffie
- [ ] alcohol
- [ ] medicatie
- [ ] voedsel
- [ ] weer
- [ ] allergie
- [ ] slapeloosheid
- [ ] stress
- [ ] fel licht
- [ ] pc/tv scherm
- [ ] lezen
- [ ] lawaai/geluid
- [ ] telefoon
- [ ] ziekte
- [ ] reizen
- [ ] beweging
- [ ] opwinding
- [ ] pms
- [ ] geur/reuk

medicatie

slaap/rust

beweging

Anders

	begin	einde	duur			begin	einde	duur
1					3			
2					4			

spanning	slaap	cluster	sinus	migraine	nek

1	2	3	4	5	6	7	8	9	10

MILD   ZWAAR

- [ ] koffie
- [ ] alcohol
- [ ] medicatie
- [ ] voedsel
- [ ] weer
- [ ] allergie

- [ ] slapeloosheid
- [ ] stress
- [ ] fel licht
- [ ] pc/tv scherm
- [ ] lezen
- [ ] lawaai/geluid

- [ ] telefoon
- [ ] ziekte
- [ ] reizen
- [ ] beweging
- [ ] opwinding
- [ ] pms

- [ ] geur/reuk
- [ ]
- [ ]
- [ ]
- [ ]
- [ ]

medicatie

slaap/rust

beweging

Anders

TIJD

	begin	einde	duur		begin	einde	duur
1				3			
2				4			

LOCATIE

spanning	slaap	cluster	sinus	migraine	nek

ERNST

1	2	3	4	5	6	7	8	9	10

MILD   ZWAAR

OORZAAK

- [ ] koffie
- [ ] alcohol
- [ ] medicatie
- [ ] voedsel
- [ ] weer
- [ ] allergie

- [ ] slapeloosheid
- [ ] stress
- [ ] fel licht
- [ ] pc/tv scherm
- [ ] lezen
- [ ] lawaai/geluid

- [ ] telefoon
- [ ] ziekte
- [ ] reizen
- [ ] beweging
- [ ] opwinding
- [ ] pms

- [ ] geur/reuk
- [ ]
- [ ]
- [ ]
- [ ]
- [ ]

HULPMAATREGELEN

medicatie

slaap/rust

beweging

Anders

	begin	einde	duur			begin	einde	duur
1					3			
2					4			

spanning	slaap	cluster	sinus	migraine	nek

1	2	3	4	5	6	7	8	9	10

MILD   ZWAAR

- [ ] koffie
- [ ] alcohol
- [ ] medicatie
- [ ] voedsel
- [ ] weer
- [ ] allergie
- [ ] slapeloosheid
- [ ] stress
- [ ] fel licht
- [ ] pc/tv scherm
- [ ] lezen
- [ ] lawaai/geluid
- [ ] telefoon
- [ ] ziekte
- [ ] reizen
- [ ] beweging
- [ ] opwinding
- [ ] pms
- [ ] geur/reuk
- [ ]
- [ ]
- [ ]
- [ ]
- [ ]

medicatie

slaap/rust

beweging

Anders

	begin	einde	duur		begin	einde	duur
1				3			
2				4			

spanning	slaap	cluster	sinus	migraine	nek

1	2	3	4	5	6	7	8	9	10

MILD   ZWAAR

- [ ] koffie
- [ ] alcohol
- [ ] medicatie
- [ ] voedsel
- [ ] weer
- [ ] allergie

- [ ] slapeloosheid
- [ ] stress
- [ ] fel licht
- [ ] pc/tv scherm
- [ ] lezen
- [ ] lawaai/geluid

- [ ] telefoon
- [ ] ziekte
- [ ] reizen
- [ ] beweging
- [ ] opwinding
- [ ] pms

- [ ] geur/reuk
- [ ]
- [ ]
- [ ]
- [ ]
- [ ]

medicatie

slaap/rust

beweging

Anders

	begin	einde	duur			begin	einde	duur
1					3			
2					4			

LOCATIE

spanning	slaap	cluster	sinus	migraine	nek

ERNST

1	2	3	4	5	6	7	8	9	10

MILD

ZWAAR

OORZAAK

- ☐ koffie
- ☐ alcohol
- ☐ medicatie
- ☐ voedsel
- ☐ weer
- ☐ allergie

- ☐ slapeloosheid
- ☐ stress
- ☐ fel licht
- ☐ pc/tv scherm
- ☐ lezen
- ☐ lawaai/geluid

- ☐ telefoon
- ☐ ziekte
- ☐ reizen
- ☐ beweging
- ☐ opwinding
- ☐ pms

- ☐ geur/reuk
- ☐
- ☐
- ☐
- ☐
- ☐

HULPMAATREGELEN

medicatie

slaap/rust

beweging

Anders

TIJD

	begin	einde	duur		begin	einde	duur
1				3			
2				4			

LOCATIE

spanning	slaap	cluster	sinus	migraine	nek

ERNST

1	2	3	4	5	6	7	8	9	10

MILD   ZWAAR

OORZAAK

☐ koffie	☐ slapeloosheid	☐ telefoon	☐ geur/reuk
☐ alcohol	☐ stress	☐ ziekte	☐
☐ medicatie	☐ fel licht	☐ reizen	☐
☐ voedsel	☐ pc/tv scherm	☐ beweging	☐
☐ weer	☐ lezen	☐ opwinding	☐
☐ allergie	☐ lawaai/geluid	☐ pms	☐

HULPMAATREGELEN

medicatie

slaap/rust

beweging

Anders

	begin	einde	duur		begin	einde	duur
1				3			
2				4			

spanning | slaap | cluster | sinus | migraine | nek

1	2	3	4	5	6	7	8	9	10

MILD — ZWAAR

- ☐ koffie
- ☐ alcohol
- ☐ medicatie
- ☐ voedsel
- ☐ weer
- ☐ allergie

- ☐ slapeloosheid
- ☐ stress
- ☐ fel licht
- ☐ pc/tv scherm
- ☐ lezen
- ☐ lawaai/geluid

- ☐ telefoon
- ☐ ziekte
- ☐ reizen
- ☐ beweging
- ☐ opwinding
- ☐ pms

- ☐ geur/reuk
- ☐
- ☐
- ☐
- ☐
- ☐

medicatie

slaap/rust

beweging

Anders

TIJD

	begin	einde	duur			begin	einde	duur
1					3			
2					4			

LOCATIE

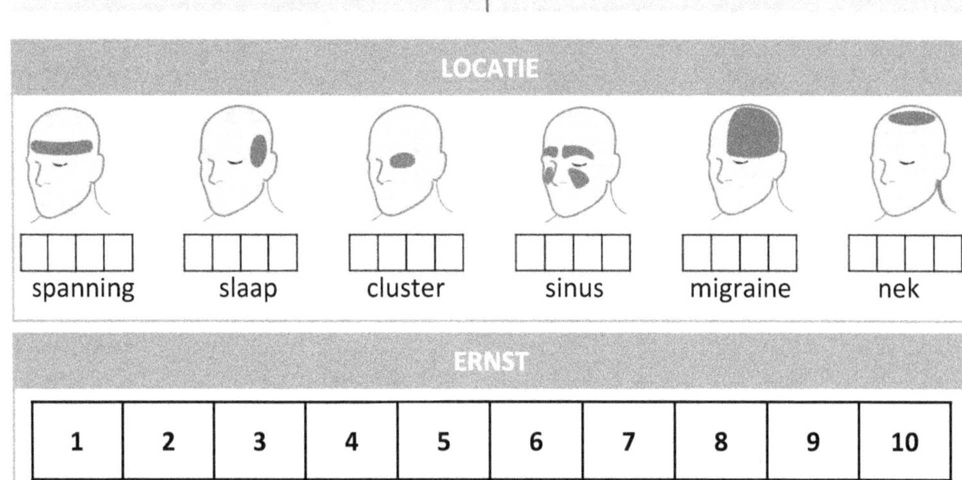

ERNST

1	2	3	4	5	6	7	8	9	10

MILD ZWAAR

OORZAAK

- [ ] koffie
- [ ] alcohol
- [ ] medicatie
- [ ] voedsel
- [ ] weer
- [ ] allergie
- [ ] slapeloosheid
- [ ] stress
- [ ] fel licht
- [ ] pc/tv scherm
- [ ] lezen
- [ ] lawaai/geluid
- [ ] telefoon
- [ ] ziekte
- [ ] reizen
- [ ] beweging
- [ ] opwinding
- [ ] pms
- [ ] geur/reuk
- [ ]
- [ ]
- [ ]
- [ ]
- [ ]

HULPMAATREGELEN

medicatie

slaap/rust

beweging

Anders

	begin	einde	duur			begin	einde	duur
1					3			
2					4			

spanning	slaap	cluster	sinus	migraine	nek

1	2	3	4	5	6	7	8	9	10

MILD   ZWAAR

- [ ] koffie
- [ ] alcohol
- [ ] medicatie
- [ ] voedsel
- [ ] weer
- [ ] allergie
- [ ] slapeloosheid
- [ ] stress
- [ ] fel licht
- [ ] pc/tv scherm
- [ ] lezen
- [ ] lawaai/geluid
- [ ] telefoon
- [ ] ziekte
- [ ] reizen
- [ ] beweging
- [ ] opwinding
- [ ] pms
- [ ] geur/reuk
- [ ]
- [ ]
- [ ]
- [ ]
- [ ]

medicatie

slaap/rust

beweging

Anders

<table>
<tr><td colspan="7">DATUM</td></tr>
</table>

TIJD

	begin	einde	duur		begin	einde	duur
1				3			
2				4			

LOCATIE

spanning	slaap	cluster	sinus	migraine	nek

ERNST

1	2	3	4	5	6	7	8	9	10

MILD   ZWAAR

OORZAAK

☐ koffie	☐ slapeloosheid	☐ telefoon	☐ geur/reuk
☐ alcohol	☐ stress	☐ ziekte	☐
☐ medicatie	☐ fel licht	☐ reizen	☐
☐ voedsel	☐ pc/tv scherm	☐ beweging	☐
☐ weer	☐ lezen	☐ opwinding	☐
☐ allergie	☐ lawaai/geluid	☐ pms	☐

HULPMAATREGELEN

medicatie

slaap/rust

beweging

Anders

	begin	einde	duur		begin	einde	duur
1				3			
2				4			

spanning	slaap	cluster	sinus	migraine	nek

1	2	3	4	5	6	7	8	9	10

MILD ZWAAR

- [ ] koffie
- [ ] alcohol
- [ ] medicatie
- [ ] voedsel
- [ ] weer
- [ ] allergie
- [ ] slapeloosheid
- [ ] stress
- [ ] fel licht
- [ ] pc/tv scherm
- [ ] lezen
- [ ] lawaai/geluid
- [ ] telefoon
- [ ] ziekte
- [ ] reizen
- [ ] beweging
- [ ] opwinding
- [ ] pms
- [ ] geur/reuk
- [ ]
- [ ]
- [ ]
- [ ]
- [ ]

medicatie

slaap/rust

beweging

Anders

<table>
<tr><td colspan="7" align="center">DATUM</td></tr>
</table>

<table>
<tr><td colspan="7" align="center">TIJD</td></tr>
<tr><td>begin</td><td>einde</td><td>duur</td><td>begin</td><td>einde</td><td>duur</td></tr>
<tr><td>1</td><td></td><td></td><td>3</td><td></td><td></td></tr>
<tr><td>2</td><td></td><td></td><td>4</td><td></td><td></td></tr>
</table>

LOCATIE

spanning	slaap	cluster	sinus	migraine	nek

ERNST

1	2	3	4	5	6	7	8	9	10

MILD — ZWAAR

OORZAAK

☐ koffie	☐ slapeloosheid	☐ telefoon	☐ geur/reuk
☐ alcohol	☐ stress	☐ ziekte	☐
☐ medicatie	☐ fel licht	☐ reizen	☐
☐ voedsel	☐ pc/tv scherm	☐ beweging	☐
☐ weer	☐ lezen	☐ opwinding	☐
☐ allergie	☐ lawaai/geluid	☐ pms	☐

HULPMAATREGELEN

medicatie

slaap/rust

beweging

Anders

	begin	einde	duur		begin	einde	duur
1				3			
2				4			

LOCATIE

spanning	slaap	cluster	sinus	migraine	nek

ERNST

1	2	3	4	5	6	7	8	9	10

MILD   ZWAAR

OORZAAK

- ☐ koffie
- ☐ alcohol
- ☐ medicatie
- ☐ voedsel
- ☐ weer
- ☐ allergie
- ☐ slapeloosheid
- ☐ stress
- ☐ fel licht
- ☐ pc/tv scherm
- ☐ lezen
- ☐ lawaai/geluid
- ☐ telefoon
- ☐ ziekte
- ☐ reizen
- ☐ beweging
- ☐ opwinding
- ☐ pms
- ☐ geur/reuk
- ☐
- ☐
- ☐
- ☐
- ☐

HULPMAATREGELEN

medicatie

slaap/rust

beweging

Anders

	begin	einde	duur		begin	einde	duur
1				3			
2				4			

spanning	slaap	cluster	sinus	migraine	nek

1	2	3	4	5	6	7	8	9	10

MILD — ZWAAR

- [ ] koffie
- [ ] alcohol
- [ ] medicatie
- [ ] voedsel
- [ ] weer
- [ ] allergie
- [ ] slapeloosheid
- [ ] stress
- [ ] fel licht
- [ ] pc/tv scherm
- [ ] lezen
- [ ] lawaai/geluid
- [ ] telefoon
- [ ] ziekte
- [ ] reizen
- [ ] beweging
- [ ] opwinding
- [ ] pms
- [ ] geur/reuk
- [ ]
- [ ]
- [ ]
- [ ]
- [ ]

medicatie

slaap/rust

beweging

Anders

TIJD

	begin	einde	duur			begin	einde	duur
1					3			
2					4			

LOCATIE

spanning	slaap	cluster	sinus	migraine	nek

ERNST

1	2	3	4	5	6	7	8	9	10

MILD   ZWAAR

OORZAAK

☐ koffie	☐ slapeloosheid	☐ telefoon	☐ geur/reuk
☐ alcohol	☐ stress	☐ ziekte	☐
☐ medicatie	☐ fel licht	☐ reizen	☐
☐ voedsel	☐ pc/tv scherm	☐ beweging	☐
☐ weer	☐ lezen	☐ opwinding	☐
☐ allergie	☐ lawaai/geluid	☐ pms	☐

HULPMAATREGELEN

medicatie

slaap/rust

beweging

Anders

<table>
<tr><td colspan="7" align="center">DATUM</td></tr>
</table>

<table>
<tr><td colspan="6" align="center">TIJD</td></tr>
<tr><td>begin</td><td>einde</td><td>duur</td><td>begin</td><td>einde</td><td>duur</td></tr>
<tr><td>1</td><td></td><td></td><td>3</td><td></td><td></td></tr>
<tr><td>2</td><td></td><td></td><td>4</td><td></td><td></td></tr>
</table>

LOCATIE

spanning	slaap	cluster	sinus	migraine	nek

ERNST

1	2	3	4	5	6	7	8	9	10

MILD   ZWAAR

OORZAAK

☐ koffie	☐ slapeloosheid	☐ telefoon	☐ geur/reuk
☐ alcohol	☐ stress	☐ ziekte	☐
☐ medicatie	☐ fel licht	☐ reizen	☐
☐ voedsel	☐ pc/tv scherm	☐ beweging	☐
☐ weer	☐ lezen	☐ opwinding	☐
☐ allergie	☐ lawaai/geluid	☐ pms	☐

HULPMAATREGELEN

medicatie

slaap/rust

beweging

Anders

	begin	einde	duur			begin	einde	duur
1					3			
2					4			

spanning	slaap	cluster	sinus	migraine	nek

1	2	3	4	5	6	7	8	9	10

MILD   ZWAAR

- [ ] koffie
- [ ] alcohol
- [ ] medicatie
- [ ] voedsel
- [ ] weer
- [ ] allergie

- [ ] slapeloosheid
- [ ] stress
- [ ] fel licht
- [ ] pc/tv scherm
- [ ] lezen
- [ ] lawaai/geluid

- [ ] telefoon
- [ ] ziekte
- [ ] reizen
- [ ] beweging
- [ ] opwinding
- [ ] pms

- [ ] geur/reuk
- [ ]
- [ ]
- [ ]
- [ ]
- [ ]

medicatie

slaap/rust

beweging

Anders

<table>
<tr><td></td><td>DATUM</td><td></td></tr>
</table>

TIJD

	begin	einde	duur		begin	einde	duur
1				3			
2				4			

LOCATIE

spanning	slaap	cluster	sinus	migraine	nek

ERNST

1	2	3	4	5	6	7	8	9	10

MILD   ZWAAR

OORZAAK

☐ koffie	☐ slapeloosheid	☐ telefoon	☐ geur/reuk
☐ alcohol	☐ stress	☐ ziekte	☐
☐ medicatie	☐ fel licht	☐ reizen	☐
☐ voedsel	☐ pc/tv scherm	☐ beweging	☐
☐ weer	☐ lezen	☐ opwinding	☐
☐ allergie	☐ lawaai/geluid	☐ pms	☐

HULPMAATREGELEN

medicatie

slaap/rust

beweging

Anders

	begin	einde	duur		begin	einde	duur
1				3			
2				4			

spanning	slaap	cluster	sinus	migraine	nek

1	2	3	4	5	6	7	8	9	10

MILD — ZWAAR

- ☐ koffie
- ☐ alcohol
- ☐ medicatie
- ☐ voedsel
- ☐ weer
- ☐ allergie
- ☐ slapeloosheid
- ☐ stress
- ☐ fel licht
- ☐ pc/tv scherm
- ☐ lezen
- ☐ lawaai/geluid
- ☐ telefoon
- ☐ ziekte
- ☐ reizen
- ☐ beweging
- ☐ opwinding
- ☐ pms
- ☐ geur/reuk
- ☐
- ☐
- ☐
- ☐
- ☐

medicatie

slaap/rust

beweging

Anders